Dʳ Robert CHANCENOTTE
DE L'UNIVERSITÉ DE PARIS

# KYSTES DERMOÏDES

## SOUS-PÉRITONÉAUX

PARIS

Jules ROUSSET

RUE CASIMIR-DELAVIGNE

ET 12, RUE MONSIEUR-LE-PRINCE

(anciennement 36 rue Serpente)

1903

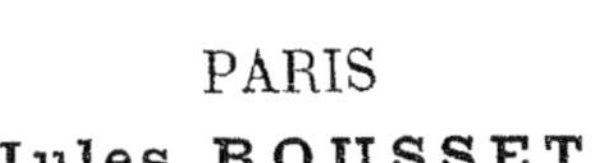

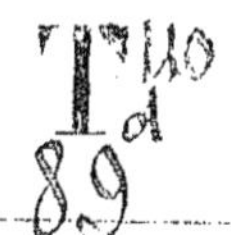

Dʳ Robert CHANCENOTTE

DE L'UNIVERSITÉ DE PARIS

# KYSTES DERMOÏDES

## SOUS-PÉRITONÉAUX

PARIS

Jules ROUSSET

RUE CASIMIR-DELAVIGNE

ET 12, RUE MONSIEUR-LE-PRINCE

(anciennement 36, rue Serpente)

1903

A MON PÈRE

A MA MÈRE

A MES PARENTS

A MES AMIS

A MON PRÉSIDENT DE THÈSE

MONSIEUR LE PROFESSEUR TILLAUX

Professeur de Clinique chirurgicale

a la Faculté de Médecine

Chirurgien de L'Hopital de la Charité

Membre de l'Académie de Médecine

Commandeur de la Légion d'Honneur

# INTRODUCTION.

———

Un cas de kyste dermoïde du mésocôlon transverse opéré par M. le D<sup>r</sup> Launay, chirurgien des hôpitaux, nous a donné l'idée de cette thèse.

Nous ne nous dissimulons pas le reproche que l'on peut adresser au titre de « kystes dermoïdes sous-péritonéaux » que nous donnons à notre étude notre but étant de parler seulement des kystes dermoïdes qui peuvent se produire dans la cavité abdominale, à l'exclusion de la région génitale.

Mais nous avouons n'avoir pu trouver de dénomination plus précise, excluant d'elle-même les kystes dermoïdes de l'ovaire et du parovarium, eux aussi sous-péritonéaux.

Ces derniers ont été observés et étudiés nombre de fois. Nous avons donc donné pour objet à nos recherches les kystes dermoïdes abdominaux, trouvés en dehors des organes génitaux. Les cas en sont peu fréquents ; il nous a paru intéressant d'en réunir un certain nombre.

Mais avant d'aborder notre sujet, qu'il nous soit permis de remercier nos maîtres de la Faculté et dans les hôpitaux

Parmi nos maîtres de Paris, nous tenons à exprimer particulièrement nos sentiments de gratitude profonde à celui qui fit tout entière notre instruction obstétricale, M. le P[r] Budin. Après lui, M. le P[r] Kirmisson nous dirigea, avec l'autorité que l'on sait, dans l'étude des affections chirurgicales chez l'enfant ; il voudra bien être assuré de notre reconnaissance particulière.

M. Veau, prosecteur à la Faculté de Médecine de Paris, médaille d'or des hôpitaux, après nous avoir guidé dans nos études médicales, a bien voulu nous inspirer le sujet de cette thèse et nous guider dans les recherches nécessaires à sa rédaction ; nous lui renouvelons ici l'assurance de notre reconnaissance.

A MM. les Drs Planchon et Quillier, moniteurs à la clinique Tarnier, nous adressons nos remerciements amicaux pour l'affabilité avec laquelle ils mirent à notre service, pendant notre stage d'accouchement, leur savoir.

Mais si nous n'adressions nos hommages qu'à tous ces maîtres de la dernière heure nous n'aurions pas tout fait. Il en est d'autres qui, guidant nos pas dans l'étude de la médecine, ont droit à notre reconnaissance. Qu'il nous soit permis, suivant en cela une coutume ancienne et agréable, d'évoquer aussi leurs noms. A MM. Deroye, Broussolle et Morlot, professeurs à l'Ecole de médecine de Dijon, nous adressons notre souvenir d'élève reconnaissant.

M. le P[r] Tillaux nous a fait le très grand honneur d'accepter la présidence de cette thèse. Il voudra bien accepter l'hommage de notre profonde gratitude.

# CHAPITRE PREMIER.

***

## Historique.

***

L'histoire des kystes dermoïdes de la cavité abdominale à l'exclusion des kystes dermoïdes de l'ovaire et du parovarium, n'est pas encombrée.

Des travaux importants ont été faits sur les kystes dermoïdes en général par Meckel en 1815, et par Lawrence en 1838. En 1852 Lebert publie ses recherches, et Verneuil en 1855. En 1858 paraît la thèse de Derocque, et depuis l'important traité de Lannelongue. De plus, Collet en 1884, Augagneur en 1886, Arékion et Delmez en 1891 consacrent leurs thèses à l'étude des tumeurs du mésentère, et s'occupent des kystes dermoïdes de cet organe.

Enfin parut en 1895 un article de P. Delbet sur la patho-

génie des tumeurs hétérotopiques. Et dernièrement Lexer
publia une importante étude sur les tumeurs tératoïdes de la
cavité abdominale.

En dehors de ces ouvrages, on ne trouve guère que la mention des cas observés au cours d'autopsies, en général, et
considérés comme des curiosités.

Meckel parle d'un homme hydropique dont le foie renfermait
une bourse de deux aunes de circonférence, contenant
une matière pultacée semblable à de la graisse, des poils et
une masse cartilagineuse de la grosseur du poing. Il cite
encore un adulte chez qui un kyste, s'appuyant sur le dia·
phragme, renfermait quatre dents, de la graisse, vingt-et-une
pièces osseuses et un bouquet de poils.

Ruysh trouva en 1734, d'après Lebert, dans l'épiploon
d'une femme hydropique une tumeur de la grosseur du poing
renfermant de la graisse et des poils; et en 1792, Laflize
rencontre, dans l'épiploon d'une fille de 15 ans, une poche
qui contenait des cheveux et des dents.

Geoffroy Saint-Hilaire rapporte le cas observé par Young
en 1808. Le mésocôlon transverse, chez un sujet ¡mort à 10
mois, contenait entre ses deux feuillets un fœtus très imparfait, avec intestin, masses osseuses, quatre membres mal
conformés, les inférieurs présentant une augmentation du
nombre des orteils. En 1812, toujours d'après le même
auteur, Dupuytren, constate dans le mésocôlon transverse
d'un jeune homme de 14 ans, l'existence d'une grande poche
renfermant des cheveux et un embryon très imparfait, avec
dents, colonne vertébrale affectée de fissures spinales, rudi-
ments de crâne et d'encéphalo-rachidien, vestiges de
membres supérieurs, ébauche de bassin, et membre inférieur
gauche à trois doigts.

— 9 —

Ed. Philipps, en 1815, a observé une fillette de deux ans et demi ; l'affection débuta à l'âge de 3 mois. On trouva une tumeur occupant presque tout l'hypochondre gauche et s'étendant du bord du diaphragme au bassin ; elle contenait un os.

Puis c'est le cas d'Higmore qui, autopsiant en 1818 un jeune homme de 16 ans, tombe sur une tumeur occupant l'épigastre, l'ombilic et l'hypochondre gauche, et qui renfermait des poils, un rachis, un intestin, deux membres supérieurs, un inférieur avec 6 orteils difformes, et un cordon ombilical près de l'insertion duquel se trouvait un gros vaisseau rompu.

La même année, Pochasca trouve, chez une fille morte à 8 mois, une tumeur paraissant placée entre les 2 lames du mésocôlon transverse, dessous et derrière l'estomac. Elle contenait un membre rudimentaire (pied à 10 orteils), 2 os difformes, des vestiges de bassin, des poils et des vestiges de membre supérieur. Le début remontait à l'âge de 2 mois.

On rencontre encore la mention de Scoutetten, ayant trait à un soldat à l'ouverture duquel on trouva dans le ventre des débris de fœtus, en 1823 ; celle d'Andral, décrivant en 1829 une tumeur trouvée dans le mésentère d'une négresse, et formée par un kyste à parois cartilagineuses, rempli d'une matière sébacée avec des poils lisses, doux au toucher, blonds ou roux, quelques-uns argentés ; de Roux (du Var) en 1836, qui parle d'un grand kyste situé au dessous de la grande courbure de l'estomac, fixé à l'intestin grêle par deux larges replis du péritoine, et renfermant de la graisse, des cheveux, des os et des dents (1).

(1) V. Lannelongue et Achard. *Traité des kystes congénitaux.*

Jusque là, on a constaté la présence des kystes dermoïdes dans la cavité abdominale indépendants des organes géni-taux; mais c'est surtout à la fin du siècle dernier que ces faits ont été observés attentivement. Notre étude, sans négliger les relations que nous venons de rapporter, portera plus par-ticulièrement sur la série de cas qui se sont produits dans les cinquante dernières années,et qui vont de l'observation de Schützer à celle de M. le D$^r$ Launay,

## CHAPITRE II.

——

## Anatomie pathologique.

——

Les kystes dermoïdes sous péritonéaux ne diffèrent pas
sensiblement, dans leur structure, des kystes dermoïdes d'autres régions. Leur volume varie, si l'on en juge d'après les
cas où cette remarque a été notée, de la grosseur du poing à
celle d'une tête d'homme (Obs. XIX), et leur poids ne dépasse guère 1500 grammes. Pourtant Miller Ord et Brodie
Swell (Obs. III), ont rencontré une tumeur de cette nature
pesant quatorze livres et demie.

*L'enveloppe* du kyste présente en général sur sa paroi interne
un épithélium cylindrique ou pavimenteux, à cellules unies
par une sorte de ciment graisseux que met en valeur l'im-

prégnation par l'acide osmique. Hosmer (Obs. IV) remarque des tubes ressemblant à des glandes sébacées; Bonfigli (Obs. I) constate la présence d'un épiderme, et l'on a trouvé des follicules pileux et des poils implantés.

La coque est en général fibreuse, ou conjonctive. La partie solide de la coque, dans l'observation de Marie, Berthier et Milian (Obs. XVIII) est constituée par des stratifications de différente consistance. La plupart sont constituées par du cartilage hyalin, et en possèdent la blancheur et l'opalescence. En réalité il s'agit de fibres conjonctives en dégénérescence hyaline, sans cellules cartilagineuses. Dans le cas de M. Launay, nous rencontrons une coque fibreuse traversée de petits vaisseaux.

*Le contenu* est complexe. On trouve à l'intérieur de ces kystes des poils, des cheveux abondants, parfois très longs et de couleur variée, en touffe au milieu de la matière sébacée. Dans certains cas, comme dans ceux de Bonfigli et de Zweifel (Obs. X) les poils sont encore implantés dans la paroi. On y rencontre en nombre variable des dents de diverses sortes, canines, molaires ou incisives, libres ou implantées sur des surfaces osseuses, ou même englobées dans la masse d'un os. Ces os, que l'on rencontre assez souvent, sont en général informes. Dans l'observation de Hosmer, il est relaté que la tumeur contenait, au milieu d'une masse principale de tissu adipeux, des îlots constitués par des os à cavités médullaires, remplies de moëlle, par du cartilage hyalin, des bandes de tissu fibreux, des fibres musculaires striées, et même des fibres nerveuses.

Tous ces tissus sont englobés dans une masse de débris épidermiques, et de matière grasse provenant des glandes

sébacées, où l'on peut trouver des cristaux de cholestérine.

Siège. — Si maintenant nous étudions le siège des diverses tumeurs dont les observations sont rapportées dans cette
thèse, nous arrivons au résultat suivant. Nous avons pu réunir trente-neuf cas de kystes dermoïdes sous-péritonéaux.
On les rencontre.

12 fois dans le mésentère (Andral, Roux, Schützer, Howship, Dickinson, Eppinger, Laugton, Spencer Wells, König,
Lemichez, Mayer, Marie, Mittchell).

4 fois dans le grand épiploon (Ruysh, Laflize, Highmor,
Taruffi).

4 fois dans le mésocôlon transverse (Young, Dupuytren,
Pochaska, Launay).

2 fois dans l'espace propéritonéal (Nélaton, Küster).

2 fois dans le péritoine pariétal (Abbe, König).

1 fois dans l'épiploon gastro-hépatique (Bonfigli).

1 fois dans le mésocôlon sigmoïde (Clough).

Les kystes rétropéritonéaux se décomposent ainsi :

5 cas ont été observés de kystes dermoïdes de la région
rétropéritonéale (Hosmer, Miller Ord, Herrera, Zweifel, Bardenheuer).

4 de kystes dermoïdes du rein (Paget, Jackson, Madelung,
Walcker).

4 fois le siège ne fut pas déterminé, dans les deux cas
rapportés par Meckel, et dans ceux de Philipps et de Scoutetten.

Très souvent, ces kystes contractent des adhérences avec
les organes voisins, au point de rendre leur dissection péni-
ble, sinon impossible.

Parfois, ainsi que le raconte Herrera (Obs. V) les surfaces osseuses voisines sont nécrosées par suite de leur contact avec la tumeur.

Les adhérences peuvent être vasculaires. Dans la plupart des cas observés, le kyste se rattache par des vaisseaux sanguins à l'organe sur lequel il se trouve implanté. Dans l'opération de Zweifel, on est obligé de lier plusieurs vaisseaux se rendant à la queue du pancréas. Dans celle de Launay, on rencontre quelques adhérences vasculaires avec la tête du même organe ; de plus le kyste est uni à la vésicule biliaire et au lobe carré du foie.

Par suite de ces différents contacts, la paroi du kyste peut disparaître ; c'est ainsi que le malade de Herrera avait un kyste dermoïde rétropéritonéal qui s'était ouvert dans son intestin.

Par cette étude rapide, on a pu remarquer que les kystes dermoïdes sous péritonéaux peuvent affecter les aspects les plus divers, depuis le kyste dermoïde simple, ne contenant que de la matière sébacée et des poils, jusqu'aux kystes complexes avec des spécimens des différents tissus de l'organisme.

Ces tumeurs semblent affectionner plus particulièrement le mésentère, bien qu'on les recontre un peu partout dans la cavité abdominale. De plus on observe *qu'elles ne possèdent pas de pédicule,* sauf dans un cas, celui de Mayer (Obs. XIX) et qu'elles sont en général incluses simplement entre les feuillets séreux.

# CHAPITRE III.

## Etiologie et Pathogénie.

Etiologie. — Les kystes dermoïdes sous-péritonéaux se rencontrent à tous les âges de la vie, aussi bien dans la première enfance que dans l'âge adulte. Le cas rapporté par Hosmer est celui d'une petite fille âgée de huit mois, tandis que l'observation de Marie (Obs. XVIII) se rapporte à une femme de cinquante-six ans.

Toutefois il semblerait, d'après les observations recueillies par nous, que la fréquence de ces tumeurs soit plus grande dans l'âge adulte. On les a rencontrées :

22 fois chez des adultes.

8 fois chez des adolescents.

4 fois chez des enfants du premier âge.

Il reste 5 cas pour lesquels nous n'avons pu déterminer l'âge du sujet.

Examinons maintenant la fréquence de ces kystes suivant *le sexe*.

Nous en rencontrons 20 observations ayant trait à des femmes, et 12 à des hommes; dans 6 cas nous n'avons pu savoir quel était le sexe du malade, soit que les auteurs ne fussent pas mention de cette particularité, soit que nous n'ayions pu retrouver les observations, comme cela s'est produit pour celles de Nélaton et de Walcker, par suite de fausses indications bibliographiques.

Quant aux causes déterminantes de l'apparition de ces tumeurs, souvent très tardives, on ne les connait pas. Le plus souvent elles se développent sans que l'on puisse savoir par suite de quelles conditions.

Conheim pense qu'un traumatisme peut parfaitement être le point de départ de l'apparition d'un kyste dermoïde, latent en quelque sorte jusque-là. Cette hypothèse est acceptable, bien que les faits que nous étudions semblent indépendants d'une telle cause. Une fois seulement nous trouvons à l'origine un coup reçu dans l'abdomen.

PATHOGÉNIE. — On a émis, au sujet de la pathogénie des kystes dermoïdes sous-péritonéaux, diverses théories, ou plutôt diverses hypothèses qui, tout en expliquant certains faits, en laissent un nombre important dans l'obscurité. Nous allons les rapporter.

*Hypothèse de l'inclusion ectodermique.* — Pour Verneuil, les kystes dermoïdes trouveraient leur origine dans ce fait que, au moment de l'occlusion des fentes fœtales, un sac cutané ou une portion de l'ectoderme peuvent être inclus au milieu des tissus, par suite de la coalescence des deux lèvres de la fente, et s'y développer ultérieurement.

Cette hypothèse est parfaitement plausible, et on l'admet aujourd'hui sans discussion pour toutes les régions où existent des fentes pendant la vie embryonnaire. Par elle s'explique la formation des tumeurs branchiales par exemple.

Nous pouvons l'accepter, dans la région abdominale, pour les kystes situés sur la ligne médiane, proches de la paroi, dans le péritoine pariétal. Telle était la situation des tumeurs étudiées par Abbe (*Obs.* XIV) et par König (*Obs.* XX). Leur structure est encore en faveur de l'hypothèse de Verneuil ; on y trouva en effet des produits ectodermiques, de la matière sébacée, des cheveux et des dents.

Mais cette explication, si elle nous satisfait dans certains cas, ne donne nullement la raison de la présence de kystes dermoïdes dans d'autres régions de la cavité abdominale, dans les mésos, particulièrement, et dans la région rétropéritonéale.

*Hypothèse de la formation aux dépens du canal de Wolff.* — Augagneur, dans sa thèse d'agrégation, étudiant les kystes dermoïdes de la cavité abdominale, émit une autre hypothèse qui devait rendre compte de la situation variée qu'occupent ces tumeurs.

Il les rapporta au développement pathologique des vestiges des corps de Wolff.

On sait que ces organes apparaissent chez l'embryon humain au cours du deuxième mois. Ils constituent, de chaque côté de la colonne vertébrale deux masses prismatiques, passent en avant du rein, en arrière du péritoine et se terminent dans la région pelvienne. Ils sont formés d'un stroma embryonnaire au sein duquel se trouvent étagés des canalicules, dits canalicules Wolffiens, tapissés d'un épithélium cylindrique. Or on rencontre un épithélium de même nature dans la plupart des kystes dermoïdes sous-péritonéaux.

Cette hypothèse est fort attrayante ; par elle, la présence de kystes dermoïdes dans l'espace rétro-péritonéal ou dans le rein devient très simple. Il est plus difficile d'expliquer comment on a pu trouver de ces tumeurs dans les mésos ou dans le grand épiploon. Augagneur invoque leur pénétration par suite de leur développement, entre les feuillets séreux.

Malheureusement une grosse objection demeure. Les corps de Wolff sont *d'origine mésodermique*, et il est difficile de concevoir, malgré leur épithélium cylindrique, qu'ils puissent donner naissance à des productions ectodermiques. Et pas plus que la structure, la situation ne s'explique. On n'a pas trouvé, que nous sachions, de débris des corps de Wolff dans le grand épiploon ou dans le mésentère ; et la pénétration d'une tumeur entre leurs feuillets n'aurait guère pu s'effectuer, sans laisser de traces, avec la rapidité que l'on remarque souvent dans le développement de ces kystes.

Enfin on devrait, d'après cette hypothèse, rencontrer fréquemment dans le testicule des kystes dermoïdes, le corps de Wolff descendant avec cet organe. Or ces anomalies sont rares, et ce sont surtout des sarcomes du testicule qui se développent aux dépens du canal de Wolff.

Il est encore *une autre hypothèse*, que nous mentionnerons seulement.

Pour Löhlein, les kystes dermoïdes intra-péritonéaux viendraient des diverticules intestinaux de Remak, siégeant au voisinage de la valvule pylorique. On conçoit que des diverticules de cette nature puissent produire des tumeurs. Mais nous ne savons pas qu'on ait trouvé de kystes dermoïdes dans l'épaisseur de l'intestin, et la région pylorique est bien restreinte pour expliquer la présence de kystes dermoïdes dans le mésocôlon sigmoïde par exemple, comme le mentionne Clough (Obs. XVII).

*Hypothèse de l'origine germinative.* — Ce n'est évidemment pas à nous qu'il appartient de trancher la question de la pathogénie des kystes dermoïdes de la cavité abdominale (paroi antérieure exceptée).

Cependant nous avons été frappé par l'analogie trés grande qui existe entre les kystes dermoïdes que nous étudions, et ceux de l'ovaire (analogie de structure, de paroi, de complexité). Nous avons donc pensé qu'il pouvait y avoir une origine commune aux kystes dermoïdes abdominaux et aux kystes ovariens de même nature.

Or, on admet que les kystes dermoïdes de l'ovaire proviennent d'une aberration de développement de l'épithélium germinatif. C'est par la même hypothèse que nous essayons d'expliquer l'apparition de kystes dermoïdes sous péritonéaux.

Pour nous, *les kystes dermoïdes sous péritonéaux sont dus à une prolifération néoplasique et systématique de l'épithélium germinatif,* sans que nous cherchions à trancher pour ces kystes la pathogénie essentielle de cette néoplasie.

Cette hypothèse explique les particularités anatomiques des tumeurs dermoïdes de la cavité abdominale. Mais on lui fait immédiatement *une objection*, c'est la situation si variable de ces tumeurs, tandis que l'épithélium germinatif est fixe.

L'épithélium germinatif est formé de cellules longues et cylindriques, qui constituent à la surface du corps de Wolff deux larges bandes, l'une externe, origine du canal de Müller, l'autre interne. Celle-ci forme *l'épithélium germinatif vrai.*

Les kystes de cet épithélium devraient donc être tous intra-
rénaux. Or, nous les avons trouvés, dans le mésentère, dans
l'épiploon, un peu partout. C'est un argument que l'on pourrait invoquer contre nous.

Mais l'embryologie nous montre la proximité étroite qu'il
y a entre l'épithélium germinatif et le mésentère, et on com-
prendra *a priori* qu'un segment limité de cet épithélium peut
se détacher.

Cette conception *a priori est renforcée par les constatations
anatomiques.*

M. Rieffel (1), dans son étude sur l'appareil génital de la
femme, parlant des anomalies ovariennes, s'exprime ainsi :

« Waldeyer, Beigel, Sedgwick Minot, Renaut ont montré
« que les cellules germinatives ne sont pas toujours limitées
« à l'éminence génitale ; *ils ont vu des cellules analogues à des
« ovules en des points variables de la cavité péritonéale, sur le
« mésentère* et dans l'épaisseur même du canal de Wolff. Il
« semble naturel d'admettre que de tels éléments anatomi-
« ques soient l'origine de vrais ovaires surnuméraires. Mais
« c'est là une pure hypothèse, à laquelle, quoi qu'en dise
« Neumann, on ne saurait accorder grand crédit. Ces élé-
« ments germinatifs, lorsqu'ils siègent en dehors de la zone
« sexuelle ne donnent jamais naissance à des ovules primor-
« diaux. »

Si les cellules dont parlent Waldeyer et Renaut ne sont
pas l'origine de vrais ovaires surnuméraires, il n'est point dit
que d'elles ne peuvent pas naître des formations pathologi-
ques analogues à celles de l'ovaire.

(1) Poirier et Charpy, *Traité d'Anat. humaine.* Paris, 1901. T. 5, p, 341.

Les kystes dermoïdes sous-péritonéaux, à contenu simple ou complexe, seraient issus d'une cellule ovulaire aberrante. Ceci se concilierait fort bien avec ce fait que les kystes dermoïdes qui nous occupent sont plus fréquents chez la femme que chez l'homme.

On pourrait même supposer que, à la période du stade indifférent, alors que « les cellules de l'épithélium germinatif sont impossibles à distinguer, qu'elles soient mâles ou femelles », et que, « le groupe génital primitif contient, quelque soit le sexe futur, des ovules, un stroma et des cordons sexuels », on peut supposer, disons-nous, que certains éléments cellulaires se sont accrus pour leur propre compte au point où ils se sont fixés.

Ainsi se justifierait la présence de kystes dermoïdes chez l'homme, très loin de la sphère génitale. Le kyste dermoïde du testitule, bien que rare, existe. Au cours de la migration sexuelle, des parcelles de tissu ont pu être séparées de l'ébauche principale, et se sont accrues pour elles-mêmes.

Il est prouvé qu'une cellule vivante, transplantée dans un milieu anormal pour elle, peut parfaitement y sommeiller, puis se développer tout à coup et proliférer, donnant lieu à une tumeur hétérotopique.

On le voit, notre hypothèse explique l'analogie de structure des kystes dermoïdes de la cavité abdominale et de l'ovaire (1), ainsi que la situation de ces kystes.

---

(1) En 1898, Pilliet, dans une communication faite à la société anatomique, disait avoir rencontré, dans la paroi de petits kystes dermoïdes ovariens, des cellules à noyaux multiples, qu'il ne put interpréter, mais qu'il signalait comme un fait d'attente. Il serait intéressant de rechercher si ces mêmes éléments ne se retrouvent pas dans la structure des kystes dermoïdes de la nature de ceux qui nous occupent.

Cette hypothèse se trouve confirmée par une opération de Langton (Obs. XI). Il enleva de chaque ovaire un kyste dermoïde, et en trouva un autre dans le mésentère. Il est regrettable que cette observation ait été seulement mentionnée par son auteur.

*Nous pensons avec M. Veau, que la pathogénie des kystes dermoïdes sous-péritonéaux est relativement simple :*

*1° Les cas exceptionnels de kystes dermoïdes voisins de la paroi abdominale antérieure s'expliquent par la théorie de Verneuil, du pincement ectodermique .*

*2° Tous les autres kystes (mésentériques, épiploïques, prérénaux) s'expliquent par notre hypothèse de l'origine germinative.*

# CHAPITRE IV.

## Symptômes.

La symptomatologie est muette sur la nature dermoïde des kystes qui nous occupent.

Dans les premiers temps de leur développement il semble que ces tumeurs déterminent parfois des *douleurs violentes*. C'est ainsi que la malade opérée par Küster (Obs. VIII) vient consulter pour des crises douloureuses dans l'abdomen.

On retrouve cet élément dans l'observation de Lemichez (Obs. XV) ; les souffrances apparaissent un mois avant la découverte de la tumeur.

Le jeune homme qu'opéra Mittchell (Obs. XXI) [souffre depuis 5 ans. Enfin dans le cas rapporté par M. Launay (Obs. XXII) le malade ressent des douleurs intermittentes un mois avant de remarquer la présence d'une tumeur au côté droit.

D'autres fois au contraire, *la découverte de la tumeur est accidentelle*; il n'y a eu aucun symptôme douloureux.

Berkeley et Moïnyhan (Obs. XVII) constatent que la femme opérée par Clough « découvrit soudainement et sans s'y attendre une enflure dans la partie gauche de l'abdomen, et Moïnyhan insiste sur la soudaineté de cette apparition. Même remarque pour le cas observé par Marie (Obs. XVIII); on découvre dans l'abdomen une grosse masse du volume d'une tête de fœtus. La malade de Mayer (Obs. XIX) s'aperçoit qu'elle porte dans le côté droit de l'abdomen une tumeur en forme de boule, qui toutefois ne lui fait éprouver aucun trouble.

Plus tard, la *palpation* fait reconnaître dans l'abdomen, occupant l'un des côtés ou située sur la ligne médiane, une tumeur assez facile à circonscrire.

La *matité* n'est pas constante, et la sonorité persiste souvent en avant du kyste, comme dans le cas de Lemichez (Obs. XV), ou entre le kyste et la symphise, ainsi que le rapporte Spencer Wells (Obs. XII), .

La *fluctuation* est variable. Très nette dans les observations de Küster et de Mayer, mais non dans toute l'étendue de la tumeur elle est douteuse pour Spencer Wells et Berkeley, n'existe pas dans le cas de Launay, et Lemichez constate de la rénitence.

De même *la mobilité* est variable. Pourtant elle existe dans le plus grand nombre des observations : Spencer Wells constate une mobilité latérale assez marquée, tandis que la mobilité verticale n'existe pas. Berkheley et Moinyhan font la même remarque. La tumeur est très mobile dans les observations de Marie et de Mayer, et dans celle de M. Launay, on trouve une légère mobilité transversale. Lemichez seul note que la tumeur paraît comme enclavée.

Il peut arriver aussi que se produisent des troubles intesti-naux. Parfois le malade est pris de nausées et de vomissements.

L'état général devient mauvais, le sommeil est sérieusement atteint, et l'on a pu noter, dans les observations de Hosmer (Obs. IV) et de Lemichez l'apparition de phénomènes fébriles.

Au total, il n'existe pas de signe pathognomonique des kystes abdominaux autres que ceux de l'ovaire, si ce n'est peut-être la mobilité transversale et la disposition des zones sonores.

Ces kystes ne possèdent point de signes qui les différencient très nettement des autres tumeurs abdominales, et encore moins des kystes d'autre nature. C'est un diagnostic d'exception qu'on ne porte pas en clinique.

# CHAPITRE V.

---

## Diagnostic.

Il est excessivement difficile de reconnaître la présence d'un kyste dermoïde de la nature de ceux que nous étudions ici, et d'en déterminer l'origine.

*Siège*. — Jusqu'en 1880, le diagnostic du siège des tumeurs mésentériques ne fut jamais posé. C'est alors que M. le P[r] Tillaux, à la suite d'un cas de kyste du mésentère observé avec Millard, fit connaître les signes qui lui avaient permis de reconnaître à quelle région appartenait la tumeur qu'il opéra.

Grâce à cette communication, il est possible aujourd'hui de poser le diagnostic de tumeur du mésentère.

M. le P[r] Tillaux établit que l'on peut baser son diagnostic sur trois signes d'importance capitale qui sont ;

1° La position de la tumeur dans la ligne médiane.

2° La mobilité latérale.

3° La présence d'une zone de sonorité en avant de la tumeur, et au-dessous d'elle, près du pubis.

Ceci nous permettra d'abord de reconnaître si nous avons affaire à une tumeur appartenant au grand épiploon, ou au mésentère, puisque les tumeurs du grand épiploon ne présentent pas de zone de sonorité entre elles et la paroi abdominale.

Pour les kystes dermoïdes du mésocôlon transverse par exemple, on pourra tenir compte de ce fait, que la tumeur est croisée par le gros intestin, et poser le diagnostic. Mais pour les autres organes, l'épiploon gastro-hépatique par exemple, le diagnostic est impossible.

En fait, le diagnostic de la localisation des tumeurs étudiées ici est des plus pénibles, et il est rare qu'on l'ait porté avant l'opération. Dans toutes les observations que nous avons résumées, celle de Spencer Wells seule (Obs. XII), mentionne, qu'après examen de la malade, il conclut à une tumeur du mésentère du grand épiploon.

Un grand nombre de facteurs peuvent en effet intervenir, et fausser le résultat. Le kyste peut se développer en dehors de la ligne médiane ; sa mobilité peut être entravée par suite de son volume ou de la formation d'adhérences avec les organes voisins.

Et si nous passons en revue les diagnostics portés par nos divers auteurs, nous voyons que Küster a cru à un hématome, et Lemichez à une tumeur du côté des annexes. Marie estime qu'il s'agit d'une tumeur maligne de l'ovaire ; Mayer pose le diagnostic de kyste de l'ovaire droit, Mittchell celui de rein mobile, et M. Launay croit à un kyste hydatique de la face inférieure du foie.

Même après l'opération, et l'ablation de la tumeur, on a pu discuter le diagnostic rétrospectif du siège. Lexer fait remarquer que, chez la malade opérée par Mayer, l'absence de l'ovaire du côté droit a été parfaitement établie. Et il conclut à un kyste dermoïde non du mésentère, mais d'un ovaire migrateur.

Nous croyons que le cas de Lemichez peut provoquer la même critique. On lit en effet ceci : « L'ovaire du côté où se trouvait la tumeur est petit et atrophié, et on ne constate rien dans le ligament large. *On ne peut découvrir les annexes du côté opposé* ».

Quand au diagnostic de *la nature de la tumeur* il est impossible. Et la ponction exploratrice elle-même ne donne rien. Dans certains cas, peut-être, par la nature du liquide obtenu, on pourrait reconnaître un kyste séreux, et éliminer par conséquent la possibilité d'un kyste dermoïde.

La ponction a été pratiquée par Küster, qui ramena du sang et crut à un hématome. Et dans le cas de Miller Ord et Brodie Swell, elle n'éclaira nullement le diagnostic, et causa la mort du malade par la production d'une fissure qui servit de point de départ à une infection péritonéale.

Les kystes dermoïdes sous-péritonéaux ont constitué longtemps des trouvailles d'autopsie. Ils constitueront sans doute longtemps encore des trouvailles opératoires.

Et l'on ne peut que suivre, pour poser le diagnostic, la méthode de *l'incision exploratrice*, laquelle peut devenir le premier temps d'une opération, si celle-ci est jugée possible.

# CHAPITRE VI

## Pronostic.

Les kystes dermoïdes sous-péritonéaux constituent une affection sérieuse. Abandonnés à eux-mêmes, ils peuvent entraîner la mort du malade, et ne peuvent guérir que par une intervention chirurgicale importante.

Pourtant le pronostic est en général favorable, ces tumeurs possédant un volume moyen, ce qui rend l'opération moins grave dans les cas simples.

Il peut survenir néanmoins des complications diverses. Herrera admit à l'hôpital un jeune indien porteur d'une fistule dans la région lombaire, et qui succomba à une pyohémie. De même Madelung vit une fistule analogue s'infecter ; un érysipèle se déclara, et le malade mourut. Eppinger (Obs. II)

autopsia un malade dont la mort fut causée par la torsion
d'un kyste dermoïde du mésentère, ce qui entraîna une occlusion intestinale.

Il peut arriver que le kyste s'ouvre dans l'intestin, comme
l'a constaté Herrera, ou qu'il contracte avec cet organe des
adhérences telles que son ablation totale devienne impossible. Par suite de la vascularisation de ces adhérences, il
arrive, si on les déchire, qu'une portion d'intestin n'est plus
irriguée, et il se produit un sphacèle. Dans l'observation de
Lemichez, on trouva perforée une des anses intestinales que
l'on avait détachée du kyste, et son contenu s'était épanché
dans le péritoine.

Enfin, dans quelques cas, à la suite de l'opération, on ne
put obtenir la guérison totale, et des fistules intarissables,
bien que peu abondantes, se produisirent.

C'est une fistule post-opératoire qui causa la mort du
malade de Madelung, en s'infectant. Spencer Wells constate
aussi la formation d'une fistule après l'intervention, de même
que König.

Ces complications peuvent modifier le pronostic de l'affection, sans toutefois le rendre trop défavorable.

## CHAPITRE VII.

### Traitement.

Actuellement, à moins de contre-indications locales et générales, tout kyste dermoïde doit être enlevé. Le traitement est de chirurgie pure.

Ce n'est pas à nous qu'il appartient d'indiquer une méthode particulière pour l'ablation de ces tumeurs. Nous n'avons pas qualité pour cela.

Toutefois nous nous permettrons de faire remarquer, avec Hosmer (Obs. IV), que si la laparotomie permet d'arriver facilement sur les kystes intrapéritonéaux, il serait possible, pour les variétés rétropéritonéales de suivre *la voie de la néphrectomie*, ce qui permettrait de ne pas endommager la grande cavité séreuse du corps. L'observation de Zweifel (Obs. X) provoque la même réflexion.

L'extirpation complète est la méthode de choix. Elle a été suivie par Küster, Bardenheuer, Zweifel, Langton, Abbe, Clough, Mayer, et Launay. Il peut se produire des accidents opératoires, des déchirures par exemple, et peut-être vaut-il mieux alors marsupialiser la poche, ou la vider simplement, si la marsupialisation est impossible. On bourre ensuite la cavité avec de la gaze iodoformée.

OBSERVATIONS.

---

Lebert, dans ses recherches sur les kystes hétérotopiques cite ce fait que Schützer trouva, chez une fille de quinze ans, un *kyste dermoïde du mésentère* avec deux canines, huit molaires et deux incisives. Il contenait de la matière sébacée.

Howship Dickinson, en 1870 observe une *tumeur du mésentère* pesant plus de deux livres ; elle se composait de noyaux cartilagineux et osseux, développés au milieu d'une masse conjonctive. Celle-ci renfermait également du tissu adipeux et des kystes à parois tapissées d'un épithélium cylindrique à cils vibratiles.

En 1871 et en 1875, Paget et Jackson publient respectivement un cas *de kyste dermoïde du rein*. Puis se produisirent successivement les observations de kystes dermoïdes souspéritonéaux que nous publions.

Nous n'avons pas la prétention d'avoir réuni toutes les observations où l'on constata la présence de ces kystes. Certains auteurs mentionnent simplement leur découverte, sans détails. On nous pardonnera donc la brièveté de quelques observations fort intéressantes, mais dont la publication détaillée ne parut jamais.

D'autres fois des indications bibliographiques insuffisantes nous égarèrent. Et, le plus grand nombre de ces kystes ayant été constatés à l'étranger, il nous fut impossible de découvrir des documents circonstanciés.

OBSERVATION I.

Cl. BONFIGLI. — *Kyste dermoïde de l'épiploon gastro-hépatique.*

A l'autopsie d'une femme de 50 ans, atteinte d'affection mentale, on trouve dans l'épaisseur de l'épiploon gastro-hépatique une tumeur du volume d'une poire, longue de 13 centimètres et large de 9. Elle pesait 470 grammes. Cette tumeur se terminait en pointe.

La partie effilée avait une dureté osseuse : elle était rugueuse et présentait de nombreuses dépressions. Le reste de la tumeur était mou, lisse et égal.

Elle était constituée par un kyste rempli d'un mucus jaunâtre. Sa face interne était lisse dans sa plus grande partie, chagrinée sur une étendue de trois centimètres carrés, et couverte de nombreux poils bruns très courts. La partie de la tumeur qui avait la dureté de l'os dût être enlevée à la scie : elle consistait dans une enveloppe ossifiée, avec une cavité centrale irrégulière, contenant un détritus adipeux et deux dents libres ayant l'aspect d'une première molaire ; l'une d'elle était cariée. En outre la face interne de la paroi ossifiée était tapissée de dix-neuf dents, toutes molaires sauf une qui ressemblait à une canine. Elles étaient implantées perpendiculairement ou obliquement : quelques unes étaient cachées dans l'épaisseur de l'os. Une seule d'entre-elle était cariée.

Le microscope démontra qu'on avait affaire à un véritable tissu osseux. La paroi du kyste se composait de tissus fibreux, et était revêtue d'épiderme à sa partie interne. Les poils, en tout semblables à des poils ordinaires, avaient une racine bien développée. Le liquide, muqueux, renfermait de nombreuses cellules adipeuses, des lamelles épidermiques et de rares cristaux de cholestérine.

### OBSERVATION II.

#### EPPINGER. — *Kyste dermoïde du mésentère.*

Eppinger ne donne pas une description détaillée de la pièce. Il s'agit d'une femme morte à 26 ans. A l'autopsie on constata comme cause de cette mort la torsion selon l'axe d'un kyste dermoïde de la grosseur d'une tête d'enfant, inclu entre les feuillets du mésentère, et distant de 6 centimètres de la courbe duodéno-jéjunale.

La face antéro supérieure du kyste était croisée par l'intestin, de haut en bas et de droite à gauche. Par suite de son poids, ce kyste et par conséquent le mésentère qui l'entourait, s'étaient tournés selon leur axe de droite à gauche: par suite la portion d'intestin qui était appliquée contre la tumeur s'étrangla. Le kyste paraissait comme suspendu à un pédicule qui se composait de portions enroulées des anses intestinales.

### OBSERVATION III (Résumé).

#### W. MILLER *Ord et Ch. Brodie Swell.* — *Kyste dermoïde rétropéritonéal.*

Jeune homme de 28 ans, mort par péritonite à la suite d'une ponction. On trouve à l'autopsie un kyste pesant quatorze livres et demie, et semblant d'origine rétropéritonéale. Il était uni à la vessie et au rectum par des adhérences anciennes, et contenait de la graisse, des cheveux, et une masse ayant la consistance du savon. La paroi se composait de derme et d'épiderme avec des glandes sébacées.

## Observation IV.

Hosmer. *Kyste dermoide rétropéritonéal.* — *Présentation de la pièce.*

Le 17 juin 1878. trente quatre heures après la mort, nous avons procédé à l'autopsie du corps d'une négresse âgèe de huit mois. L'émaciation était marquée. Du vagin s'échappa un flot de sang considérable.

La base de la poitrine était élargie, et les côtes, remontées, se trouvaient si près les unes des autres que les espaces intercostaux avaient presque disparu. L'ombilic était légèrement proéminent.

L'abdomen, plat et large, mais parfaitement symétrique, avait une circonférence de 52 centimètres.

A l'intérieur, sur le péritoine, on remarque çà et là quelques légères taches dues à des épanchements sanguins, une très petite quantité de liquide clair s'était répandue dans le bassin.

La masse des intestins reposait en grande partie sur le côté gauche. Aux points où ils étaient venus en contact avec la tumeur, ils avaient contracté quelques légères adhérences; à part cela, ils étaient normaux.

La tumeur, s'étendant de la partie inférieure du foie au bassin, remplissait la moitié droite de l'abdomen ; elle se trouvait reliée à la paroi abdominale antérieure, par une assez large surface d'adhérences. On l'énucléa très facilement, et presque entièrement avec le doigt, absolument commme on effectue l'énucléation d'un lipome de son lit dans le tissu cellulaire.

Il nous sembla que, pendant la vie, on eut pu effectuer l'ablation de cette tumeur avec cette facilité qui ne se rencontre pas souvent au cours de l'ovariotomie. Sa plus forte attache tenait à l'épine dorsale, près de l'insertion du mésentére. Sa face postérieure reposait contre le rein, ce qui nous l'a fait supposer d'origine extrê-péritonéale. De là nous vint l'idée que, par une incision latérale, on anrait pu l'enlever sans endommager la grande cavité séreuse du corps.

L'utérus et les ovaires ne présentaient rien d'anormal. Le foie, sauf son écrasement dans la partie supérieure, les reins et la rate étaient normaux. Le diaphragme formait un dôme très remonté. Le thorax ne contenait rien d'important, la tête ne fut pas examinée.

La tumeur latérale fut conservée, et transportée de suite au laboratoire du D<sup>r</sup> R. H. Fitz, qui en donna la description et l'explication suivantes :

La tumeur formait une masse lobulée de la grosseur d'une tête d'enfant, et plusieurs nodules arrondis s'y trouvaient inclus, le plus gros de la taille d'une pomme. Son poids était de 2 livres. La masse offrait une consistance un peu pâteuse, et contenait des noyaux analogues à du cartilage. Quelques-uns des lobes et des nodules accessoires étaient nettement dus à l'accumulation par rétention d'une quantité de liquide considérable.

La surface de la tumeur était couverte d'une couche lisse et luisante de tissu fibreux, sillonnée de nombreux et larges vaisseaux sanguins, avec des dépôts de fibrine adhérents. Un gros kyste, ponctionné pendant la vie, et occupant la face antérieure de la tumeur, contenait quelques onces d'un liquide opaque, jaune et purulent, et sa paroi interne était profondément et largement injectée.

La paroi de ce kyste, comme celle des autres, se trouvait séparée de l'enveloppe fibreuse de la tumeur totale par une fine couche de tissu graisseux.

On trouva deux sortes de kystes : l'un à paroi externe cutanée et mince, de contenu liquide ; l'autre à paroi fibreuse, lisse et luisante, de contenu glaireux dans lequel on remarqua des trainées grises opaques. Les deux variétés de kystes étaient enveloppées d'une mince membrane fibreuse formant la paroi du sac qui les contenait. L'espace inclus était rempli d'épiderme desquamé en petite quantité, qui ressemblait à un vernis caséeux étendu sur les surfaces cutanées sus-dites, tandis qu'on ne trouva rien entre le kyste de la seconde variété et l'enveloppe.

Les kystés mucoïdes étaient probablement différents des autres par l'origine et le développement ; ils possédaient en effet un *épithélium cilié* sur leur paroi interne, tandis qu'un épithélium cylindrique tapissait les autres. Le liquide glaireux donnait la réaction de la mucine par l'addition d'acide acétique. Un de ces kystes contenait environ huit onces de liquide, et communiquait par une ouverture laissant passer le petit doigt, avec un tube enroulé sur lui-même, de 8 inches (1) de long, ressemblant a une portion d'intestin grêle, et distendu par son contenu mucoïde au point d'atteindre presque 1 inche et demie de diamètre. Ce tube était contenu dans une cavité séreuse, et attaché à une sorte de mésentère Quelques dépôts de fibrine s'étaient formés sur sa face séreuse. Un liquide d'un brun sale, en petite quantité et analogue à du méconium fut retiré du voisinage du kyste dermoïde.

*L'examen microscopique* d'une portion de la paroi de l'un des kystes montra que la surface était couverte d'épithélium, et que des poches épithéliales pénétraient jusque dans l'épaisseur de la paroi composée de tissu fibreux.

L'enveloppe cutanée des kystes dermoïdes était couverte de cheveux délicats, et des tubes enroulés, analogues à des glandes sébacées, se rencontraient sous la couche épithéliale.

La portion isolée de la tumeur était composée en majeure partie de tissu adipeux contenant des ilôts de tissus variés, des os avec de grandes cavités médullaires remplies de moëlle rouge, du cartilage hyalin, des bandes de tissu fibreux dense, des fibres musculaires striées, et finalement une substance intercellulaire finement granulée dans laquelle on rencontra de nombreuses cellules rondes et des fibres nerveuses minces.

Nous en concluons que nous avons affaire à un tératome avec des tissus venant des différents feuillets de germination, et aussi des organes comme la peau et les muqueuses, même des viscères, comme la portion d'intestin.

Le 5 juin, onze jours avant la mort, je vis pour la première fois la malade, et obtins *l'histoire clinique suivante* : L'enfant était née à terme d'une mère bien portante, et dont c'était la quatrième grossesse. Elle fut nourrie au sein jusque à l'âge de 4 mois, époque à laquelle on la nourrit par l'allaitement artificiel. Elle avait profité assez bien jusqu'à la fin de mai. Quand elle eut un mois, on remarqua que son abdomen était plus large que normalement, et depuis

(1) Environ 20 centimètres, l'inche équivalant à 2 centimètres 5.

ce temps, son tour de taille avait augmenté régulièrement. Il y a deux jours on fit à l'hôpital de Boston une ponction qui donna 500 centim. cubes de liquide.

L'appétit avait disparu la malade souffrait de vomissements et de diarrhée ; la langue était légèrement chargée, mais humide ; le poids et les forces diminuaient. Le sommeil fut sérieusement atteint. La température, le pouls et les mouvements respiratoires étaient respectivement de 102°,6 F., — 144, — et 60. Les urines sont normales. Il y a un léger œdème de la vulve. Ancune dent n'est sortie. Le mauvais état général et la souffrance sont évidents. L'abdomen est plein et large, ferme et résistant du côté droit, et parcouru par un réseau de veines. Sa circonférence est de 57 cent. 5. Quelle que soit la position prise par l'enfant, on constate une zone de matité occupant toute la moitié droite de l'abdomen, et empiétant, à la partie inférieure, sur la moitié gauche, où sa limite est parallèle à la ligne médiane.

Sous le doigt, les contours de la tumeur ne sont pas très nets, mais on mobilise facilement sa portion inférieure. On retire encore par aspiration, un litre de liquide trouble, et la circonférence de l'abdomen est ramenée à 51 cm. Les veines disparaissent considérablement.

A ce moment on trouve nettement, à la partie inférieure de l'hypochondre droit une proéminence distincte, qui donne au toucher l'impression d'un corps solide sous-cutané, de 2 centimètres de large sur 5 centimètres de long, placé transversalement. Le liquide retiré a une densité de 1012 ; il est nettement albumineux, et donne un dépôt d'aspect purulent, que le microscope montre constitué par des corpuscules granuleux, sans noyaux visibles par l'addition d'acide acétique.

A cette date nous écartâmes l'ascite. Notre diagnostic n'alla pas au delà de la constatation d'une masse composée dont la portion inférieure était kystique, et la supérieure solide. On entendait à l'auscultation quelques légers râles à la base de chaque poumon.

Pendant quelques jours l'état se maintit tel que nous venons de le décrire, puis le pronostic s'assombrit encore. A la suite de la ponction aspiratrice, l'abdomen recommence immédiatement à se développer, et continue jusqu'au 15 juin. Par suite de l'extrême tension abdominale, on retirait encore 500 centimètres cubes de

liquide pour soulager la malade. Le dépôt dans ce liquide était
encore plus abondant que les fois précédentes. La mort survint le
16 juin au matin. On n'appliqua donc pas d'autre traitement que
celui de l'aspiration.

### Observation V (Résumé).

Herrera. — *Kyste dermoïde rétropéritonéal.*

Un jeune indien de 18 ans est admis à l'hôpital avec une fistule
de la région lombaire gauche, qui suppure considérablement. Le
trajet fistuleux conduisait à une cavité profondément située, et
dans laquelle la sonde buttait sur des os dénudés. Le malade succomba à une pyohémie. A l'autopsie, on trouva un kyste dermoïde
à contenu sébacé, plus volumineux qu'une tête d'homme adulte,
placé verticalement selon son plus grand diamètre, et possédant
des adhérences avec le diaphragme, les muscles et les viscères.

Les vertèbres lombaires se trouvaient rongées sur une étendue
de 5 à 7 centimètres: le rein et la rate étaient repoussés en bas et
à l'intérieur. De plus, le kyste se trouvait ouvert dans l'intestin.

### Observation VI (Résumée).

Taruffi. — *Kyste dermoïde du grand épiploon.*

Chez une femme, Taruffi découvre un kyste dermoïde épiploïque
dans lequel il trouva une poignée de cheveux, et une masse
sébacée.

## OBSERVATION VII.

**MADELUNG. — *Kyste dermoïde du rein.***

Les tumeurs du rein ont actuellement un intérêt particulier. Je me permets en conséquence de vous présenter une préparation de tumeur du rein qui est incontestablement de nature extrêmement rare : c'est un kyste dermoïde énorme, à contenu en partie calcifié. D'après des recherches très minutieuses dans la littérature médicale, Paget seul, autant que je sache, mentionne un kyste dermoïde du rein dont la préparation est conservée, au musée du *col· lège of Surgeons.*

Le rein droit, que je vous présente ici, appartenait à un jeune homme de 22 ans, que j'avais opéré au mois de juillet 1886, pour un kyste d'un volume extraordinaire allant du rebord costal au bassin. Ce n'est que neuf mois après l'opération, dans le courant de mars, que le malade mourut. Il lui était resté de sa maladie précédente une fistule à écoulement purulent qui occasionna de l'infection et un érysipèle. L'autopsie devait donner des éclaircissements sur la façon dont s'était produit le kyste, et sur son origine. Je m'abstiens dans cette communication de l'historique de cette maladie ainsi que de l'analyse détaillée de la préparation, malgré que [ces deux choses soient fort intéressantes. Nous les publierons ultérieurement (1).

Je me contente de faire remarquer que, sur cette préparation on peut voir du tissu rénal incontestablement sain et capable de fonctionner, et que l'uretère est encore perméable. Le kyste marsupialisé et de nombreux petits kystes par rétention ont atrophié la capsule surrénale. L'examen microscopique permit de reconnaître

(1) Cette publication n'eût pas lieu ; nous avons dû nous contenter de la communication faite par Madelung au XVI<sup>e</sup> congrès des chirurgiens allemands.

la nature du contenu athéromateux, et laisse distinctement voir la paroi interne du kyste tapissée d'un épithélium pavimenteux. On n'a pu établir définitivement si l'athérome avait pris naissance au-dessous de la capsule surrénale ou simplement tout près du rein, a vu l'état de la coque du tissu conjonctif qui l'entoure complètement. On ne trouve pas de poils. Je présente en même temps le rein gauche hypertrophié.

OBSERVATION VIII.

E. KÜSTER. — *Kyste dermoïde propéritonéal.*

Permettez-moi de vous présenter une tumeur provenant d'une jeune fille de 18 ans, toujours bien portante jusque là. Il y a 7 ou 8 semaines, elle fut fortement contusionnée par sa sœur, qui lui tomba lourdement sur le ventre. Depuis elle ressentit des douleurs violentes dans la région abdominale inférieure, surtout sur la ligne médiane. Elle vint à l'hôpital, et, à l'examen, on constata une tumeur fluctuante, tout près et au dessus de la symphise, dont la situation par rapport à la vessie s'expliquait difficilement, le bec de la sonde se plaçant tantôt devant, tantôt derrière la tumeur. Une ponction exploratrice amenait du sang décomposé sans éléments microscopiques particuliers. Quelque temps après on répétait la ponction d'essai, et on retirait environ 8 grammes de sang; malgré tout la tumeur restait douloureuse, sans changer de volume. La malade insistait pour qu'on prit une détermination définitive.

Je me décidai donc, supposant qu'il s'agissait d'un hématome, à procéder à une incision. Lorsque j'eus ouvert la tumeur, il s'en écoula effectivement quelques onces de sang; dans la profondeur on voyait une masse jaune que je considérai tout d'abord comme un dépôt de fibrine. Cependant quand j'introduisis le doigt pour la détacher, je vis que j'avais affaire à un sac connectif. Ce sac a été saisi avec une pince et attiré.

A ce moment il se déchira, et il en sortit un liquide clair en même temps que tomba une poignée de cheveux. Donc il s'agissait d'un kyste dermoïde qui pouvait s'énucléer avec le doigt. Après l'extirpation de la tumeur on constata que la vessie avait été refoulée en bas et à gauche, et que le kyste pénétrait profondément entre la vessie et l'utérus, mais se trouvait cependant en avant du péritoine. Le péritoine fut déchiré sur une petite étendue. Je ne le suturai pas, et bourrai la cavité de gaze iodoformée. Le cas a évolué favorablement.

L'examen de la préparation montre que la tumeur se composait de deux kystes. Dans l'un on trouvait une poignée de cheveux longs et blonds, et dans l'autre deux os, l'un ressemblant à une côte et réuni à la paroi par un solide tractus ; l'autre est un os plat sans forme précise.

La question des kystes dermoïdes n'est pas encore élucidée. On les rencontre souvent dans les régions où existait une fente fœtale. On est disposé à les attribuer, dans ce cas, à des étranglements fœtaux du feuillet ectodermique, et je place dans cette catégorie le cas qui nous occupe.

Il n'existe, en dehors de ce cas, qu'un kyste dermoïde propéritonéal, qui appartient à la clinique de *Nélaton* (1).

OBSERVATION IX (Résumée).

BARDENHEUER. — *Kyste dermoïde rétropéritonéal.*

Bardenheuer énucléa de l'espace rétropéritonéal, chez une femme, un kyste dermoïde contenant des masses athéromateuses, des cheveux, des dents, et des morceaux d'os. Le kyste était situé du côté droit de la colonne vertébrale, et se trouvait couvert par

---

(1) Nous avons recherché l'observation de Nélaton. Le manque d'indications bibliographiques ne nous a pas permis de le retrouver. Elle n'est pas rapportée dans les « Eléments de Pathologie chirurgicale » de cet auteur.

le foie. Il était en rapport avec le duodénum et le pancréas. Le ligament gastrocolique et le côlon transverse passaient à sa face antérieure.


## OBSERVATION X (Résumee).

ZWEIFEL. — *Kyste dermoïde rétropéritonéal.*


L'auteur rapporte l'extirpation heureuse d'un kyste dermoïde rétropéritonéal chez une jeune fille de 18 ans. La tumeur, occupant le côté gauche s'étendait du diaphragme au bassin; sa portion inférieure se composait du rein gauche déplacé, comme on le constata plus tard.

De la laparotomie, il résulta que la tumeur kystique était complètement entourée par le péritoine. On commença l'extirpation par l'incision du mésocôlon descendant, et l'intestin fut rejeté du côté gauche. Du kyste ouvert, dont la paroi était formée de peau couverte de cheveux touffus, sortit une espèce de bouillie. Le sac mesurait 23 centimètres de long sur 17 centimètres de large ; il fut énucléé sans difficulté du tissu conjonctif rétropéritonéal, après ligature de plusieurs vaisseaux, dont certains étaient proches de la queue du pancréas. La malade se rétablit complètement.


## OBSERVATION XI.

LANGTON. — *Kyste dermoïde du mésentère.*


Chez une femme, Langton enleva les deux ovaires, contenant chacun un kyste dermoïde. Il retira un troisième kyste de même nature d'entre les feuillets du mésentère ; celui-ci n'avait de rapports avec aucun des deux ovaires (1).

_________________

(1) Il n'existe de ce fait que la mention rapportée ici. — L'observation complète ne fut pas publiée.

Observation XII (Résumée).

Spencer Wells. — *Kyste dermoide du mésentère.*

Il s'agit d'une jeune fille de 19 ans, vue par Spencer Wells en octobre 1888. La matité s'étendait du bord inférieur du foie à 4 pouces au-dessus de l'ombilic. De là au pubis sonorité. Le toucher vaginal ne donnait aucun indice. Les flancs étaient sonores. La mobilité latérale était assez marquée. La mobilité verticale impossible. La fluctuation était douteuse. Il n'y avait pas de frémissement hydatique. Spencer Wells diagnostique une tumeur du mésentère ou de l'épiploon.

Il pratique une laparotomie médiane de 3 pouces d'étendue au-dessus de l'ombilic. Une anse intestinale se trouve en avant de la tumeur. Le mésentère apparaît alors ayant l'aspect d'un kyste blanc jaunâtre. Il est divisé, ses bords sont retenus soigneusement en avant. Il en sort une substance jaunâtre, demi-solide, ressemblant à de la graisse. En comprimant la tumeur on obtient une quantite de matière plus considérable mêlée de quelques faisceaux de fins cheveux. La cavité atteignait en arrière jusqu'à la colonne vertébrale. Le drainage fut rejeté afin de ne pas rendre septique une cavité si profonde et si vaste. On sutura la plaie à l'ouverture du sac mésentérique et aux bords du péritoine. On avait enlevé 6 litres de matière graisseuse.

*Examen.* — M. Shatoch de l'hôpital Saint-Thomas trouve des cellules épithéliales aplaties avec une quantité considérable de matière graisseuse entre elles. Elle devient noire sous l'action de l'acide osmique. Il existe aussi quelques cheveux. C'est donc bien un kyste dermoïde du mésentère. .

*Suites de l'opération.* — Le premier jour la malade souffre de nausées chloroformiques. Les jours suivants elle a la fièvre. La température est de 103° 2 F. Le pouls donne 124 pulsations. Le 7e jour on enlève les points de suture. L'état général est bon bien que la température et le pouls se tiennent au-dessus de la moyenne.

La plaie guérit parfaitement sans suppuration. La guérison se maintient jusqu'au mois de juin 1889. A ce moment la plaie se rouvrit et il s'en écoula un peu de matière. On traita avec de l'ouate et de l'iodoforme.

Le 21 mai 1890, la santé était excellente et la cicatrice était soulevée et réductible comme une petite hernie ombilicale. Mais en la pressant elle laissait s'écouler un peu de matière par une petite ouverture grosse comme une tête d'épingle que l'on renonça à fermer. La santé générale s'est maintenue très bonne et l'écoulement est peu abondant.

### Observation XIII.

### König. — *Kyste dermoide du mésentère.*

Dans ses Lehrbuch des Speciellen Chirurgie (1893), König mentionne l'opération faite par lui d'un kyste dermoïde du mésentère.

Il ne put donner à Lexer de communication sur ce cas opéré depuis bien des années.

### Observation XIV.

### Abbe. — *Kyste dermoide du péritoine pariétal.*

Après avoir enlevé un kyste de l'ovaire à une malade, Abbe trouve un second kyste dermoïde.

« Celui-ci avait de rares attaches avec la cavité abdominale, étant situé très haut, dans le péritoine pariétal ; il présentait quelques adhérences avec le grand èpiploon, mais n'en avait aucune avec l'ovaire ni l'intestin. Il mesurait 4 inches de diamètre, et contenait des touffes de cheveux, des matières sébacées, et des dents ».

## Observation XV.

**Lemichez.** — *Kyste dermoïde suppuré du mésentère avec adhérence intestinale.*

L'observation que j'ai l'honneur de vous présenter concerne une femme de 53 ans. Mariée depuis 30 ans, elle n'a pas eu d'enfants. Les règles, qui n'ont jamais rien présenté d'anormal, sont supprimées depuis 3 ans. Donc rien du côté de sa vie génitale.

Il y a deux ans, elle a commencé à avoir à intervalle de 2 ou 3 jours de la diarrhée, alternant avec de la constipation, mais sans douleur. Ce n'est que depuis 6 mois qu'elle ressent des points dans le flanc droit, que ses forces diminuent, qu'elle maigrit et pâlit.

A l'examen le ventre ne paraît pas gros, mais simplement déformé dans le flanc droit, et à peine a-t-on placé la main dans cette région qu'on y sent une tuméfaction. Elle s'étend depuis l'épine iliaque droite jusqu'au milieu de l'arcade crurale du côté opposé.

Elle mesure 0 m. 30 dans son grand diamètre oblique de haut en bas et de gauche à droite et 0, 13 dans son petit diamètre perpendiculaire au précédant.

Elle occupe principalement la région ombilicale qu'elle dépasse pour s'avancer dans le flanc droit. Sa surface paraît lisse. La percussion démontre qu'il persiste de la sonorité en avant d'elle.

Par une pression d'avant en arrière la tumeur paraît dure, et si on pose les doigts sur les deux pôles opposés on sent la rénitence en même temps qu'on remarque qu'elle jouit de très peu de mobilité et paraît comme enclavée.

Dans le toucher vaginal on sent le col de l'utérus en arrière, mais on n'atteint nulle part la tumeur ni dans le cul de sac antérieur, ni dans le postérieur.

L'état général a beaucoup baissé depuis un mois. La malade à un aspect cachectique et déjà il existe un œdème léger des membres inférieurs et de la paroi abdominale. Elle accuse également des poussées fébriles et la température prise depuis son entrée à donné 2 jours de suite 38° le soir,

Le diagnostic reste indécis, et bien que le toucher vaginal n'ait rien révélé on songe à quelque chose du côté des annexes et en particulier à un kyste du ligament large.

L'état cachectique de la malade fait craindre quelque chose de malin. Il ne peut y avoir de ressource que dans une laparotomie. La malade accepte et M. Duret intervient le 6 novembre 1895. Le ventre ouvert, on tombe sur une tumeur du volume d'une tête d'enfant de 3 ou 4 ans, recouverte par l'épiploon qui y adhère, et englobée de toutes parts par les anses intestinales également adhérentes.

L'épiploon étant réséqué on en aperçoit une surface large seulement de 5 à 6 cent.

L'aspect est nacré et la paroi paraît très épaisse. On essaye d'abord de dégager ce kyste, mais cela est bientôt reconnu impossible, parce que les anses intestinales et la paroi forment un tout inextricable. On a essayé la ponction avec le trocart à kystes, mais celui-ci se bouche bien vite et on ne peut retirer du kyste que quelques cuillerées de pus excessivement fétide ; par la plaie du trocart se présentent des cheveux longs, couleur fauve ; il s'agit d'un kyste dermoïde.

Une pince à kystes étant placée sur cet orifice on tente la décortication de la tumeur par en bas, mais c'est en vain. Les tractions n'ont d'autre effet que de détruire la poche, et de donner lieu à un écoulement de pus que l'on a grand peine à empêcher de couler dans le ventre en l'épongeant aussitôt et en faisant comprimer par des aides, de tous côtés, la tumeur par la paroi abdominale et les anses intestinales qui l'englobent; il ne reste d'autre ressource que de déchirer le kyste et de le vider de son contenu. On en retire une poignée de cheveux agglutinés par de la matière sébacée et du pus.

La poche vidée on la luxe, et on s'aperçoit qu'elle est doublée intérieurement d'une membrane de consistance friable qui se laisse énucléer assez facilement à la curette. La cavité qui y succède, très irrégulière, est constituée par le magna inflammatoire.

On fait un lavage général de la cavité abdominale, et pour plus de sûreté on établit un drainage abdomino-vaginal par le cul de sac postérieur.

L'ovaire de ce côté est petit et atrophié ; on ne constate rien dans dans le ligament large. On ne peut découvrir les annexes du côté opposé.

Nul doute qu'il s'agisse dans ce cas d'un kyste dermoïde du mésentère qui s'est mis à suppurer pour une raison que nous ne pouvons pas déterminer. La tumeur est, en effet, située dans le flanc droit, à hauteur de l'ombilic, sans aucun prolongement dans le petit bassin, et d'autre part les annexes de ce côté sont intactes. Le kyste ne pouvant être enucléé, on en fait la marsupialisation. Pour cela on suture le péritoine pariétal au pourtour de la coque inflammatoire de manière à bien isoler cette dernière du reste de la cavité abdominale et on la bourre de gaze iodoformée après l'avoir touchée au chlorure de zinc. Des drains sont placés dans les flancs droit et gauche et la suture de la paroi abdominale est faite comme d'ordinaire en trois plans.

L'opération avait été bien faite et on pouvait espérer la guérison quand, trois jours après, sans que rien eût pu le faire prévoir, la malade meurt presque subitement, après avoir présenté pendant quelques instants des phénomènes d'algidité.

Pouls imperceptible, pâleur, anxiéte extrême et refroidissement des extrémités.

L'autopsie nous donne du reste la raison de cette mort accidentellement survenue. Une des anses intestinales qui avait été détachée du kyste s'était perforée, et son contenu s'était épanché dans le péritoine. Il est à regretter qu'une malade qui avait résisté au choc opératoire et qui en somme pouvait être considérée comme en bonne voie de guérison ait succombé à un accident qu'on ne pouvait prévoir.

### Observation XVI (Résumé).

**Walcker.** — *Kyste dermoïde du rein.*

Le rein contenait trois kystes dermoïdes et plusieurs kystes

séreux. Les kystes dermoïdes étaient formés par une poche à épithélium pavimenteux, et contenaient une bouillie athéroma-
teuse (1).


OBSERVATION XVII.


J. CLOUGH. — *Kyste dermoïde du mésocôlon sigmoïde.*


Cette observation fut rédigée par Berkeley et Moïnyhan d'après
les notes du D^r Clough. Après avoir débarrassé une femme d'un
kyste dermoïde du vagin, on fut amené à l'opérer pour une tumeur
abdominale apparue brusquement. Voici ce que disent Berkeley
et Moïnyhan.

Le 5 septembre, trois jours avant l'admission, la malade avait
découvert soudainement et sans s'y attendre une enflure de l'abdomen gauche. Ce jour-là et la veille, elle eut une élévation de température et des vomissements, et ce fut pendant un de ces accès
que, portant la main à son ventre, elle remarqua l'enflure. Les
règles avaient été régulières jusqu'aux six mois précédents, mais
depuis lors elles étaient beaucoup plus fréquentes et plus abondantes, bien que de durée normale.

A l'admission l'examen de l'abdomen révéla une enflure large et
proéminente, ronde et située dans l'hypochondre et la fosse iliaque
gauche. Elle remontait à 2 inches au dessus de l'ombilic, et laté-
ralement s'étendait de la ligne médiane à une autre ligne parallèle passant par l'épine illiaque antéro-supérieure.

L'enflure était, à la palpation, ferme, très légèrement mobile
transversalement, et lisse. On trouvait une fluctuation obscure et
plutôt douteuse. La matité existait sur tout l'espace proéminent.
Le 11, on opère la malade du kyste du vagin, et le 18 on pratique
l'anesthésie par l'éther, pour en finir avec la tumeur abdominale.


(1) Nous n'avons pu retrouver cette observation par suite de fausses indications bibliographiques ; les kystes dermoïdes du rein étant très rares, il eut
été intéressant de la rapporter.

Une incision de 4 inches environ, portée ensuite au double est pratiquée sur la partie proéminente. Après ouverture du péritoine, on tombe sur la tumeur ; une ponction exploratrice est essayée, mais la seringue n'amène, avec difficulté, que des matières épaisses.

En ouvrant complètement la tumeur, on vit qu'elle avait pris naissance et se trouvait placée dans le *mésocôlon sigmoïde*, à la partie externe de la masse intestinale qu'elle repoussait vers la ligne médiane. Elle occupait le mésosigmoïde dans toute sa longueur. Le péritoine et le feuillet externe du mésosigmoïde furent incisés, et la tumeur fut basculée avec difficulté. Elle était solidemen^t adhérente, et en l'enlevant on déchira inévitablement le sigmoïde sur une petite étendue. Cette ouverture fut fermée par deux plans de suture à la soie fine. Après énucléation de la tumeur on sutura le péritoine aux lèvres de la plaie et une mèche fut placée.

La malade, après l'opération, resta dans le collapsus, d'où la tirèrent trois pintes de sérum artificiel injectées dans la veine médiane basilique.

Pendant le premier jour, l'état s'améliora décidément, mais le 23 des vomissements persistants et incoercibles eurent lieu. On retira la gaze, et l'on constata dans la plaie quelques dégagements fécaux anormaux. Le 24 l'état de la malade empira encore, et elle mourut d'épuisement le 25.

A l'autopsie la plaie du sigmoïde était fermée et cicatrisée, et la cavité semblait en bonne voie de guérison. Les organes pelviens étaient normaux.

La tumeur abdominale contenait des matières sébacées et des cheveux, avec des portions solides. Le contenu était infiltré de pus, et la masse entière paraissait dans un état de désorganisation inflammatoire aiguë.

OBSERVATION XVIII.

R. MARIE, BERTHIER et MILLIAN. — *Kyste dermoïde du mésentère.*

Une femme de 56 ans était entrée dans le service de M. Aud'houi à l'Hôtel-Dieu le 1^er mars 1898. Elle présentait de l'anasarque en

rapport avec une albuminurie assez abondante. Le lait, les diuré-
tiques, le repos firent disparaître tout œdème en trois semaines.

Dès lors la malade reprend son appétit, ne se plaint plus d'aucun
trouble et se lève. Deux mois après apparurent 3 ou 4 ganglions
sous-maxillaires bien isolés, durs, roulant sous le doigt. En trois
semaines ils atteignent le volume d'un œuf.

C'est alors qu'on découvrit dans l'abdomen un grosse masse du
volume d'une tête de fœtus indépendante de l'utérus, mobile et
paraissent appartenir à l'ovaire droit. Interrogée à ce sujet, la
malade, assez peu intelligente, ne put fournir que de très vagues
renseignements. Elle déclara qu'elle avait le ventre gros depuis
une trentaine d'années mais qu'elle n'y avait jamais senti de
tumeur; qu'elle n'avait jamais souffert du ventre et qu'elle n'avait
jamais été malade. Nullipare, elle fut toujours mal réglée. Comme
les ganglions sus-claviculaires augmentent aussi de volume on
pense à la possibilité d'une tumeur maligne de l'ovaire avec propa-
gation ganglionnaire. Des chirurgiens plus avisés, ne voient
aucune corrélation entre les deux choses.

La malade meurt en septembre d'une affection intercurrente.

*Autopsie.* — Elle révèle les faits suivants : les ganglions sous-
maxillaires sont des ganglions tuberculeux caséifiés.

La tumeur abdominale forme une masse arrondie du volume de
la tête située dans l'épaisseur du mésentère entre les deux feuillets
de celui-ci. Elle est absolument mobile, sans aucune adhérence ;
elle ne produit aucune compression. La face postérieure contracte
quelques adhérences assez larges mais peu solides et à peine musculaires avec la paroi abdominale postérieure, au niveau du tissu
cellulaire péritonéal. Il n'y a pas d'ascite.

La tumeur facilement extirpée est arrondie. Elle pèse 1 kg. 550.
Solide dans les 2/3 de sa masse elle est fluctuante dans le 1/3 res-
tant. La partie fluctuante incisée donne issue à une bouillie analogue à de la boue grise. Il y existe aussi de l'huile qui surnage
quand on met la tumeur dans l'eau. Au milieu de ce magma on
trouve une touffe de poils enroulés, analogues à de l'étoupe et du
volume d'un gros œuf de poule. Il n'existe pas d'autres débris épi ·
dermiques ni de dents. La paroi à ce niveau mesure un centimètre d'épaisseur.

La partie solide est formée de stratifications de différentes consistances. La plupart de ces stratifications sont analogues à du cartilage hyalin; elles en ont la blancheur et l'opalescence.

*L'examen histologique* montre que ces stratifications sont formées de fibres conjonctives en dégénérescence hyaline.

Il n'y a pas la moindre cellule cartilagineuse. Par place existent des dépôts qui fixent l'hématoxyline d'une manière intense et sur la nature desquels il est difficile de donner un avis formel. Cette paroi est très pauvre en cellules. On voit par endroits quelques agglomérats de cellules conjonctives. On ne voit pas de vaisseaux. La couche d'épithélium pavimenteux habituelle des kystes dermoïdes n'existe pas ici; elle est vraisemblablement desquamée dans la cavité kystique.

OBSERVATION XIX.

J. MAYER. — *Kyste dermoïde du mésentère.*

Le 20 septembre 1895, la femme Rosa Sch..., mariée, 42 ans, est admise dans le service de chirurgie. Elle affirme avoir été toujours bien portante jusqu'à il y a 4 ans; à cette époque elle remarqua une tumeur en forme de boule dans le côté droit de l'abdomen; toutefois cette tumeur ne lui occasionnait aucun trouble.

Elle consulta un médecin qui lui conseilla de ne rien faire tant qu'elle ne serait pas gênée. Depuis ce moment, il y a environ 18 mois, la tumeur a considérablement augmenté de volume, occasionnant de violentes douleurs lombaires. L'état général est bon, sauf un amaigrissement rapide ces derniers temps.

L'appétit est bon, les selles quotidiennes; cependant le sommeil est troublé par les douleurs lombaires. Cette femme fut réglée à l'âge de 16 ans, et depuis la menstruation fut régulière. Elle a eu 6 enfants, le dernier il y a 5 ans. La malade est de taille moyenne, de structure squelettique assez frêle, pâle, et sa nutrition générale est mauvaise.

Les organes thoraciques sont en bon état. Le ventre est volumineux, mais la grosseur est notablement plus considérable à droite

qu'à gauche. La peau de l'abdomen est flétrie, sans pannicule adipeux, sillonnée de nombreuses vergetures.

Dans la cavité abdominale, la palpation fait sentir la tumeur, de
forme sphérique, plus volumineuse qu'une tête d'homme, et occupant surtout la moitié droite de l'abdomen, bien que dépassant
d'une façon assez marquée la ligne médiane à gauche. La tumeur
donne nettement la fluctuation ; sa surface est lisse et unie, et on
peut la déplacer sans provoquer de douleurs. Au dessus de la
tumeur se trouve une zone tympanique étroite, qui s'étend en
limbe entre la tumeur et le foie. Le foie et la rate sont normaux.

Par le toucher vaginal on constate que l'utérus, de constitution
normale, est porté en avant et se laisse bien palper ; on le trouve
au dessus du pôle inférieur, fluctuant, de la tumeur. L'ovaire et
les annexes du côté gauche, facilement accessibles à la palpation,
sont normaux ; l'ovaire droit est introuvable. Il n'y a pas d'œdème,
l'urine ne contient pas d'albumine. Tout indiquait qu'on se trouvait en présence d'un kyste développé aux dépens de l'ovaire droit,
et on en posa le diagnostic.

La malade est baignée, puis chloroformée, le 27 septembre. La
paroi abdominale est savonnée et brossée, puis lavée au sublimé et
à l'éther. Stérilisation des instruments à l'eau bouillante.

*Opération.* — On pratique une incision partant de la moitié de
la distance comprise entre l'ombilic et le pubis, jusqu'à la sym-
physe. Après débridement, la tumeur se présente, ayant quelques
minces adhérences avec le péritoine, dont la surface est blanche,
d'un brillant de tendon, et traversée de quelques vaisseaux. Sous
la partie supérieure de la surface antérieure de la tumeur, on
remarque quelques petits kystes, de la grosseur d'un pois à celle
d'une prune, et complètement transparents; ce sont des petits
kystes de rétention. Vers le bas on peut saisir complètement la
tumeur sans découvrir la moindre connexion avec les organes
génitaux. Par contre la tumeur présente une solide adhérence au
pôle supérieur, et après l'avoir basculée hors de la cavité abdominale (pendant cette opération la base de la tumeur se déchire un
tant soit peu, et il s'écoule des produits caséifiés), on peut s'orienter
sur sa topographie. Le kyste, sphérique, plus volumineux qu'une
tête d'homme, se rattache au mésentère par un pédicule court,
d'un diamètre de 6 à 7 centimètres, inséré au dessous du coude

droit du gros intestin. Le kyste est facilement détaché du mésentère, dans lequel on constate que le pédicule pénétrait par un conduit évasé. Cette espèce de lit ou excavation, qui ne disparut point par l'extirpation de la tumeur, avait un fond gris blanc, comme rongé par places, tandis que le bord présentait l'aspect du tissu normal. L'hémorrhagie dans la profondeur est arrêtée au thermo-cautère, et après introduction d'une bande de gaze iodoformée, le mésentère est enfoui. Sutures séparées du péritoine et de la paroi abdominale avec de la soie aseptique, laissant libre dans la partie supérieure de la plaie un espace à travers lequel passe la bande de gaze.

Les suites opératoires ne présentèrent pas de réaction. Jamais on ne constata de fièvre. Chose à noter, les règles survenaient chez la malade le lendemain de l'opération, ce qui prouve que ni la gravité de l'intervention, ni l'émotion morale ou psychique n'eurent prise sur la malade. Le 5 octobre on enlevait les sutures de la paroi abdominale, guérie par première intension, et on retirait la bande de gaze. La patiente se plaignit encore les premiers jours de douleurs lombaires. Toutefois elle jouit d'un trés bon appétit ; sa mine et l'état général s'améliorent de jour en jour. Il se produit quelques vomissements, d'origine nerveuse, provoqués par les odeurs désagréables. Pendant la troisième semaine après l'opération, on peut sentir encore, dans la partie supérieure de la moitié abdominale droite, une masse dure, de la grosseur d'un œuf de poule, mais qui, pendant le séjour de la malade à l'hôpital, et au moment de son départ, le 1er novembre, diminue graduellement.

*Histologie.* — A l'ouverture du kyste il s'écoule une sorte de bouillie, de couleur analogue à celle de la soupe aux pois, et dans laquellè nagent d'abondants cheveux noirs de 8 à 10 centimètres de longueur. La paroi interne du kyste est lisse et brillante, et fournie également de très nombreux et longs cheveux. On a affaire incontestablement à un kyste dermoïde, ce que confirme l'examen fait à l'Institut pathologiqne.

Le court pédicule avait aussi l'aspect rongé. L'examen histologique a montré qu'il consistait en un cordon épais de tissu conjonctif ; sa racine possédait aussi cet aspect rongé, dû sans doute à des troubles de nutrition et de circulation.

## Observation XX.

Könuc. — *Kyste dermoïde du péritoine pariétal.*

Cas communiqué verbalement à Lexer et non publié. Sur une femme de 40 ans, König fit une laparotomie pour une tumeur de la grosseur d'une tête d'homme, paraissant appartenir au foie; cette tumeur était considérée comme devant être un kyste hydatique du foie. La tumeur kystique se trouvait enveloppée par le feuillet du péritoine pariétal, extrêmement adipeux. Après incision du péritoine, la paroi du kyste était suturée à la paroi abdominale, et la tumeur ouverte. Il en sortit une grande quantité de bouillie analogue à du gruau, dans laquelle se trouvaient des paquets de cheveux longs et rouges. Quelques mois après, la femme quittait la Clinique, avec une fistule sécrétant très modérément.

## Observation XXI.

Mittchell. — *Kyste dermoïde du mésentère.*

Le cas est celui d'un homme de 34 ans, qui, pendant ces dernières années, souffrit de coliques dans l'abdomen. Depuis 5 ans surtout, l'intensité des douleurs avait augmenté. Il y a 3 ans, cet homme remarque pour la première fois, une tumeur placée à 3 ou 4 inches au dessous de l'ombilic. On crut à un rein flottant, et aujourd'hui je fis une incision exploratrice. J'ai trouvé un kyste dermoïde placé ntre les feuillets du mésentère, dans la région iliaque.

## Observation XXII.

P. Launay. — *Kyste dermoïde du mésocôlon transverse.*

M. F..., âgé de 36 ans, polisseur, entra le 21 août 1902, à l'hôpital Cochin dans le service de M. Quénu, que je suppléais alors.

Jusqu'en mai 1902, cet homme ne signale aucun fait pathologique: c'est au mois de juin que commencent à se faire sentir des douleurs dans le côté gauche de l'abdomen, au niveau des dernières côtes. Les douleurs sont intermittentes et ne se manifestent qu'à l'occasion d'un effort.

En juillet 1902, une tumeur apparaît au niveau du rebord thoracique, du côté droit, et cette tumeur est mobile, au dire du malade qui l'aurait vu passer de l'autre côté de la ligne médiane.

Pendant le mois de juillet, la tumeur grossit rapidement et devient moins mobile, pendant que les crises douloureuses augmentent d'intensité et forcent le malade à cesser son travail.

Le 21 août, à son entrée à l'hôpital, l'examen du malade fournit les signes suivants :

Il existe une tumeur dans la partie sus-ombilicale de l'abdomen à droite de la ligne médiane, qu'elle dépasse un peu à gauche.

La tumeur ne paraît pas adhérer à la paroi abdominale, qu'elle soulève légèrement ; elle s'enfonce profondément dans l'abdomen, et son volume peut être comparé à celui de deux poings assemblés.

Cette tumeur, assez régulièrement arrondie, est située au dessous du foie dont elle prolonge la matité jusqu'au niveau de l'ombilic, elle est légèrement mobile dans le sens transversal.

Sa consistance est résistante sans être dure, on n'y peut trouver ni frémissement ni fluctuation. Enfin, la tumeur est douloureuse à la pression.

La température oscille entre 37° et 38°, avec un pouls normal.

La situation et la forme de la tumeur me font porter le diagnostic probable de kyste hydatique de la face inférieure du foie, et l'intervention est décidée.

*Opération le 28 août* 1902. — Une laparotomie médiane sus-ombilicale mène rapidement sur la tumeur, qui apparaît recouverte d'une lame épiploïque adhérente à la fois à la tumeur et à la paroi.

Cette lame dilacérée laisse voir la paroi blanche et lisse de la tumeur prise pour un kyste hydatique. La tumeur est appendue sous le foie, près de l'échancrure de la veine ombilicale, et à sa gauche; la veine ombilicale parcourt la surface du kyste.

Le péritoine ayant été protégé de tous côtés par des compresses, je ponctionne la tumeur avec un trocart, mais il n'en sort aucun liquide. Retirant alors le trocart, je fais une incision de 1 centimètre de long dans la paroi du kyste, et vois apparaître une matière grasse, sébacée, qui me fait penser immédiatement à un kyste dermoïde. Modifiant mon projet opératoire, je me mets en demeure, non d'évider la tumeur, mais de l'extirper si possible.

Je commence donc à disséquer et à libérer les adhérences à gauche et en bas, en coupant et en liant le grand épiploon ; mais, malgré une incision prolongée jusqu'au dessous de l'ombilic, je ne peux faire le tour de la tumeur avec la main, et me décide à pratiquer une incision complémentaire, perpendiculaire à la première, et coupant le muscle grand droit du côté droit.

Je trouve alors le grand épiploon, puis successivement, au fur et à mesure de dissections pénibles de toutes les adhérences vasculaires, le côlon transverse en bas, dont je mets à nu les vaisseaux mésentériques, le feuillet supérieur du mésocôlon étant confondu avec la tumeur ; ces vaisseaux sont soigneusement disséqués de la paroi du kyste ; puis la vésicule biliaire, adhérente sur tout son bord gauche jusque sous le foie ; le lobe carré du foie qui se décolle facilement.

La tumeur libérée en bas et à droite peut maintenant être soulevée hors de l'abdomen et renversée vers la gauche du malade, après libération de quelques adhérences vasculaires avec la tête du pancréas.

A gauche et en haut, le kyste tient encore au foie, puis à l'estomac, dont je reconnais la grande courbure refoulée à gauche et en haut ; le pylore et le duodénum se dissimulent au milieu des adhérences.

La tumeur enfin libérée de toutes ces adhérences ne tient par aucun pédicule ; il n'y a plus qu'à l'emporter. Sa loge est nettement formée par le foie en haut ; la vésicule biliaire et le grand épiploon à droite ; le côlon transverse et les vaisseaux de son méso, dépourvu de feuillet supérieur, en bas ; l'estomac refoulé à gauche : au fond, la tête du pancréas ; enfin devant, entre la tumeur et la paroi abdominale, le grand épiploon étiré entre l'estomac et le côlon transverse.

Ce kyste ne pouvait donc qu'être fixé dans le mésocôlon transverse, ayant refoulé le feuillet supérieur de ce méso dans l'arrière cavité des épiploons, déplaçant l'estomac vers la gauche.

L'hémostase est faite avec soin, et il est nécessaire, pour tarir l'écoulement en nappe, de faire un surjet de catgut au niveau de la grande courbure de l'estomac, séparée à ce niveau du grand épiploon.

La paroi abdominale est refermée, un drain est placé derrière l'estomac, et sort par le prolongement droit de l'incision, ainsi qu'une mêche de gaze tamponne une surface saignante qui n'avait pu être tarie.

Les suites furent simples. Le malade, qui avait reçu 200 grammes de sérum artificiel dans la journée, supporte très bien l'intervention.

Le drain et la mêche furent enlevés après 48 heures ; un drain plus petit fut placé et peu à peu supprimé. Les fils furent enlevés le neuvième jour ; on constate un peu de désunion au point de jonction des deux incisions. La cicatrisation devient complète quelques jours après.

Le malade se lève au bout de trois semaines, et est envoyé à Vincennes. Je le revois quelque temps après ; il se plaint de quelques douleurs abdominales, probablement dues aux adhérences multiples mais l'abdomen est souple, et le tube digestif fonctionne normalement.

Le malade se plaignant de tousser on examine les poumon et on constate des lésions tuberculeuses peu avancées au sommet droit.

L'examen histalogique du kyste a été fait par M. Landel, qui en rend compte en ces termes :

« La paroi du kyste présente une structure fibreuse ; les fibres conjonctives sont denses, stratifiées, intimement soudées les unes aux autres. On rencontre quelques petits vaisseaux à l'intérieur de cette paroi.

« La face externe semble dépourvue d'épithélium. La face interne possède un épithélium formé de cellules cubiqes, à petit noyau.

Certaines de ces cellules présentent une structure vacuolaire, et contiennent de la substance grasse.

« Dans la paroi du kyste, on rencontre aussi quelques tubes revê-tus d'un épithélium qui offre les mêmes caractères.

« Enfin à l'intérieur du kyste, on rencontre de nombreux débris épithéliaux et des cellules isolées renfermant de la graisse. Tous ces éléments sont entourés d'une grande quantite de matière grasse.

« Ces caractères démontrent qu'il s'agit d'un kyste dermoïde. »

# CONCLUSIONS.

I. — Les kystes dermoïdes sous-péritonéaux sont des tumeurs rares, des plus intéressantes par leur siège, leur structure et leur pathogénie.

II. — Nous en avons recueilli trente-neuf cas.

III. — Leur siège est divers. Ils se sont produits : 12 fois dans le mésentère, 4 fois dans le grand épiploon, 4 fois dans le mésocôlon transverse, 2 fois dans l'espace propéritonéal, 2 fois dans le méso-côlon sigmoïde, 5 fois dans la région rétropéritonéale, et 4 fois dans le rein.

IV. — Ce sont des kystes simples (13 cas) ou plus souvent compliqués (19 cas).

V. — Leur pathogénie a été mal comprise. L'hypothèse de Verneuil rend compte des kystes voisins de la paroi. Mais les cas plus nombreux de kystes sous-péritonéaux ne peuvent être expliqués que par notre hypothèse de l'origine germinative.

VI. — Ces kystes sont des raretés cliniques. C'est à peine si l'on peut avoir des présomptions sur le siège de la tumeur.

VII. — Le chirurgien seul peut traiter les kystes dermoïdes sous-péritonéaux. La méthode idéale est l'extirpation qui a été employée 8 fois (7 succès). Mais l'opérateur a dû parfois se contenter de marsupialiser (2 fois) ou même de vider la tumeur (2 fois).

# BIBLIOGRAPHIE


*Abbe.* — Annals of surg. Phila, 1895. XXI, p. 593.

*Arékion.* — Thèse de Paris, 1891.

*Augagneur.* — Tumeurs du mésentère. Th. agrégation. Paris, 1886.

*Bardenhcuer.* — Der extrapéritonéal. Explorativschnitt. Stüttgart, 1887. S. 680.

*Berkeley et Moïnyhan.* — The Lancet. 1er janvier 1898.

*Bianchi. (G.).* — La Riforma medica, novembre 1891.

*Braquehaye.* — Kystes mésentériques. --Arch. génér. de médecine, 1892, t. 2.

*Bonfigli Cl.* — Rivista clinica. 2e série. V. février-mars, 1875.

*Collet.* — Thèse Paris, 1884.

*Cruveilhier.* — Bull. et Mém. de la Société anat.´1831, p. 43.

*Davrinche.* — Kystes du mésentère. Echo médical du Nord. Lille, 1902. VI, p. 277-279.

*Delbet P.* — Pathogénie des tumeurs hétérotopiques. — Union mé·dicale. Paris, 1895, 3 s.

*Delmez.* — Thèse Paris, 1891.

*Dowd N.* — Mésentèric cysts. Ann. of surg. Phila. 1900, XXXII, p. 515.

*S. Duplay et P. Reclus.* — Traité de chirurgie.

*Eppinger.* — Austalt. Prager Viertelyahresschrift für practische . Heilkunde. 1873. I. S. 63.

*Hahn.* — Berlin. Klin. Wchenschr., 1887. N° 23.

*Herrera.* — Nach Virchow. Hirsch's Iahresbericht. 1890. II. S. 297.

*Highmor.* — Case of a fœtus found in the abdomen of a young man. London 1815.

*Howship Dickinson.* — Transact. of the pathol. soc. of London 1870-71.

*Jacobs.* — Kyste de la trompe. Bull. de la Soc. belge de Gynéc et d'Obst., 1899, 22° année.

*Jackson.* — The Boston médical Journal, avril 1874.

*Klebs.* — Handbuch der path. Anat. Berlin, 1876. S. 1013.

*König.* — Lehrbüch der speciellen Chirurgie Bd. II. S. 274. Berlin, 1893.

*Küster* E. — Berlin. Klin. Wochenschr.. 1887, 11 juillet.

*Langton.* — The Lancet. 1889. Vol. 2, p. 1065.

*Lannelongue et Achard.* — Traité des kystes congénitaux. Paris, 1886.

*Lebert.* — Anatomie pathologique. 1857. T. I, p. 256.

*Le Dentu et Delbet.* — Traité de chirurgie clinique et opératoire. 1901.

*Lexer* E. — Ueber teratoïde Gechwülste in der Bauchhöhle und deren opération. Berlin. Archiv. für klinische Chirurgie. LXVI vol., p. 648.

*Löhlein.* — Berlin, médic. Wochen, 1889.

*Madelung.* — Verhandl. der deutsch. Gesellsch. für Chirurgie. 1887.

*R. Marie, Berthier et Millian.* — Kyste dermoïde du mésentère. — Bull. et Mém. Soc. anat., mars 1899.

*Mayer J.* — Dermoïdcyste des Mesenteriums. Wien. Klin. Wochensch. N° 47, p. 1075.

*Millard et Tillaux.* — Bull. Acad. de médecine. 17 août 1880.

*Miller Ord et Ch. Brodie Swell.*—Medic. chir. Transact. vol. LXIII, 1881, p. 1.

*Mittchell.* — Abdominal tumor containing a dermoïd cyst. — Bull. of the Johns Hopkins Hospital-Baltim. 1901, t. 12, p. 25.

*Moïnyhan.* — Annals of surgery. Phila, 1897, t. 26, p. 1-30.

*Moïnyhan.* — New-York surgical society. 27 déc. 1899.

*Nallins G.* — Sulle cisti in genere et su quelle del mesenterio in ispecie. Policlin. Roma, 1902. IX. Chir., p. 26-47.

*Nélaton* A. — Eléments de pathol. chirurgicale. Paris, 1884, 2ᵉ édit.

*Newmann.* — Arch. für Gynæk. 1899, t. 58, p. 185.

*Notta.* — Signes de Tillaux dans les tumeurs du mésentère. Union médic. 1883, t. I, p. 748.

*Paget.* — Lectures of surg. pathol. 1871, p. 440.

*Péan.* — Traité des tumeurs de l'abdomen.

*Pilliet.* — Bull. et Mém. Soc. anat. 3 juin 1898.

*Poirier et Charpy.* — Traité d'anat. humaine, t. V. Paris, 1901.

*Potel.* — Sur la pathogénie de quelques kystes du mésentère. — Echo médic. du Nord. Lille, 1902. VI, p. 101.

*Schützer.* — Abh. der schived Akad. Bd XX. 8, p. 177.

*Spencer Wells.* — British medic. Journal. London, 1890, p. 1361.

*Taruffi.* — Storia della Teratologia. Bologna, 1886, t. IV.

*Tillaux.* — Anat. topographique. Paris, 10ᵉ édition.

*Tillaux.* — Traité de chirurgie clinique, t. II.

*Werth.* — Arch. für Gynæk Berlin. 1880, p. 321-328.

*Wilms.* — Ueber die Dermoïdcysten und Teratome, mit besonderer Berücksischtigung der Dermoïde der ovarien. — Arch. für Klin. medicin. Bd. 55. 1895.

*Zweifel.* — Centralblt. für Gynœkol. 1888. S. 439.


Paris. — Imprimerie de l'Institut de Bibliographie. — XI-1903. — Nᵒ 1341.